ZUMOS

41 RECETAS DE JUGOS RÁPIDOS Y SALUDABLES QUE PUEDES HACER CON FRUTAS Y VERDURAS FRESCAS

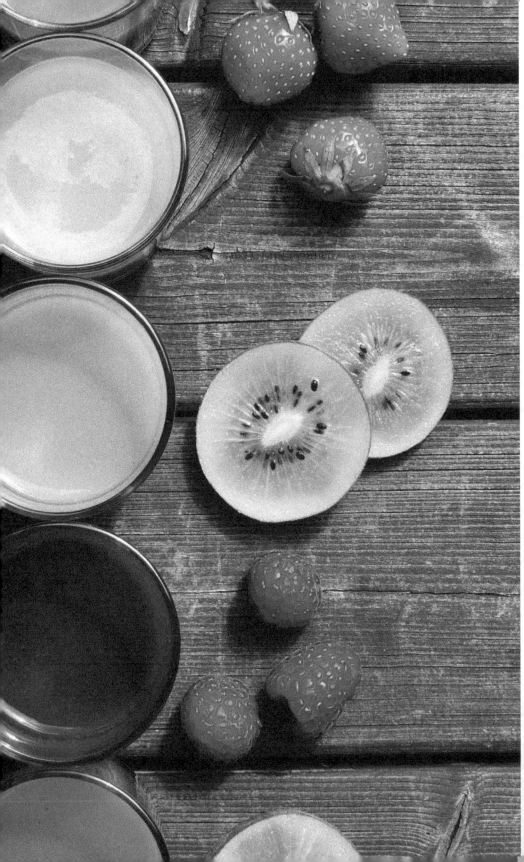

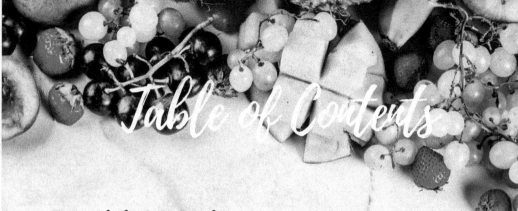

Table of Contents

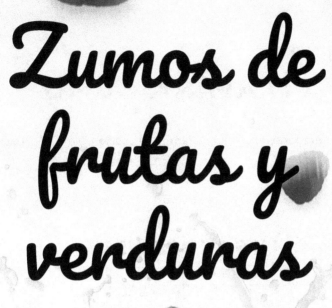

Zumos de frutas y verduras

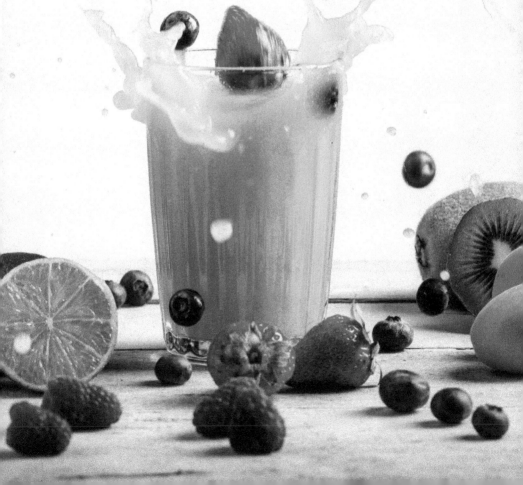

VITAMINA ZUMO

Tiempo de preparación: 5 min   **Tiempo de cocción:** 0 min   **Porciones: 1**

INGREDIENTES

1 NARANJA PELADA

2 ZANAHORIAS,
CORTADAS EN
RODAJAS

2 MANZANAS,
CORTADAS EN
RODAJAS

INSTRUCCIONES

EN UN EXPRIMIDOR PROCESAR TODOS LOS INGREDIENTES.
¡SERVIR Y DISFRUTAR!

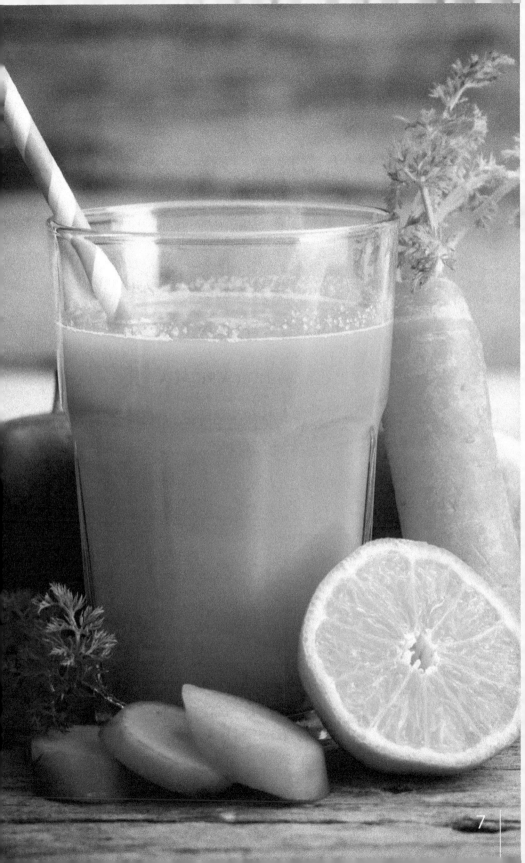

REMOLACHA DE CARROTA ZUMO

Tiempo de preparación 5 min   **Tiempo de cocción:** 0 min   **Porciones: 1**

INGREDIENTES

1 ZANAHORIA PICADA

2 REMOLACHAS PEQUEÑAS
PICADAS

INSTRUCCIONES

EN UN EXPRIMIDOR PROCESAR TODOS LOS
INGREDIENTES.
¡DISFRUTA!

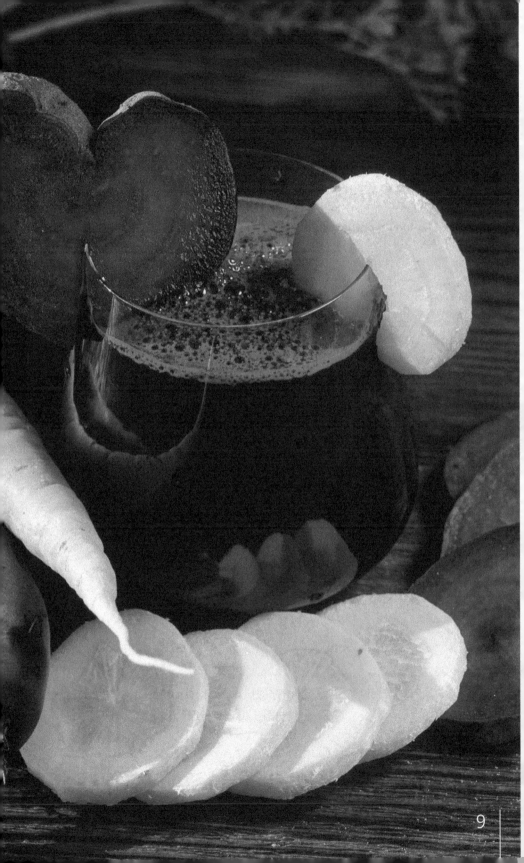

ZANAHORIAS ALBARICOQUE ZUMO

Tiempo de preparación: 5 min   **Tiempo de cocción:** 0 min   **Porciones: 2**

INGREDIENTES

3 ZANAHORIAS, EN RODAJAS

2 ALBARICOQUES, CORTADOS POR LA MITAD

1/2 PULGADA DE JENGIBRE

1/2 TAZA DE AGUA

INSTRUCCIONES

Añada todos los ingredientes en un exprimidor.
¡BEBE INMEDIATAMENTE!

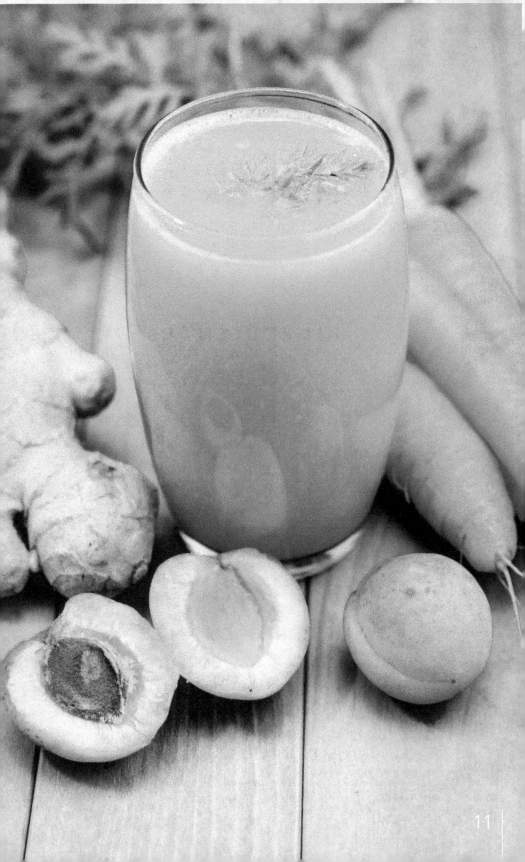

ZUMO DE REMOLACHA, LIMÓN Y MENTA

Tiempo de preparación: 5 min   **Tiempo de cocción:** 0 min   **Porciones: 1**

INGREDIENTES

2 REMOLACHAS
PICADAS

1/2 LIMÓN

5-6 HOJAS DE MENTA

INSTRUCCIONES

PELAR LAS REMOLACHAS, CORTAR EL LIMÓN Y
LAVAR LAS HOJAS DE MENTA.
AÑADIR TODOS LOS INGREDIENTES EN UN
EXPRIMIDOR.
¡BEBE INMEDIATAMENTE!

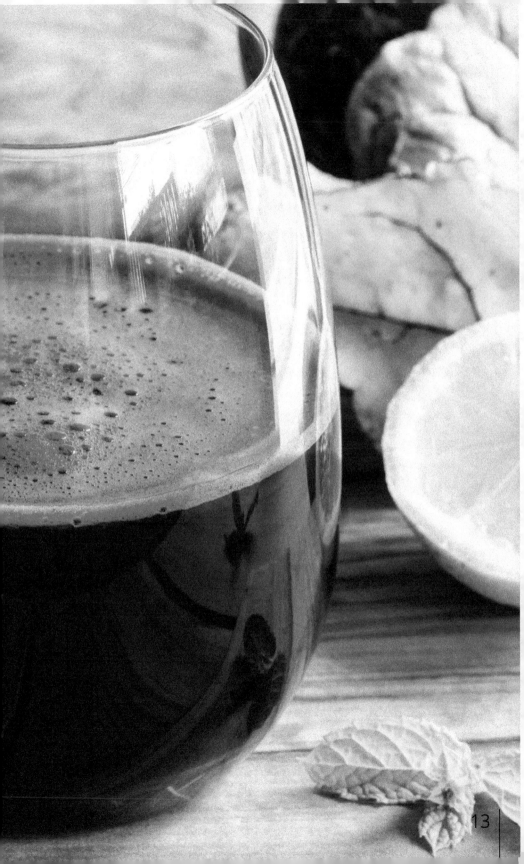

PLÁTANO PAPAYA ZUMO

Tiempo de preparación: 5 min   **Tiempo de cocción:** 0 min   Porciones: **2**

INGREDIENTES

1 PAPAYA PULPA

1 PLÁTANO

1/2 TAZA DE AGUA

INSTRUCCIONES

PELAR LA PAPAYA Y EL PLÁTANO.
PASE TODOS LOS INGREDIENTES POR UN
EXPRIMIDOR.
¡SERVIR Y DISFRUTAR!

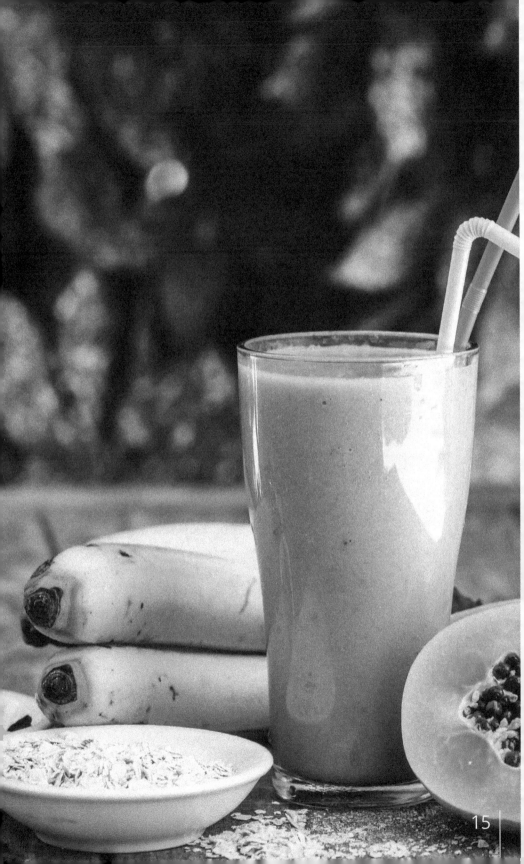

ZUMO DE MELOCOTÓN Y ALBARICOQUE

Tiempo de preparación: 5 min   **Tiempo de cocción:** 0 min   **Porciones: 1**

INGREDIENTES

2 MELOCOTONES,
CORTADOS POR LA
MITAD

1 ALBARICOQUE
PARTIDO POR LA
MITAD

1/2 TAZA DE AGUA

INSTRUCCIONES

LAVAR Y CORTAR POR LA MITAD LAS FRUTAS.
PASE TODOS LOS INGREDIENTES POR UN
EXPRIMIDOR.
¡SERVIR Y DISFRUTAR!

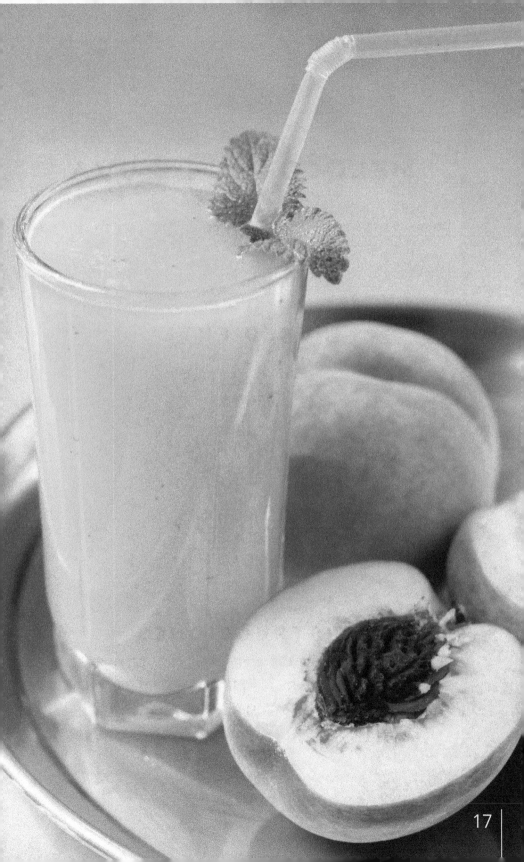

MELOCOTÓN DE UVA ZUMO

Tiempo de preparación: 5 min   **Tiempo de cocción:** 0 min   **Porciones: 3-4**

INGREDIENTES

9,5 OZ DE UVAS
ROJAS

9,5 OZ DE UVAS
BLANCAS

2 MELOCOTONES,
CORTADOS POR LA
MITAD

INSTRUCCIONES

LAVAR LAS UVAS Y LOS MELOCOTONES.
Y LUEGO CORTAR LOS MELOCOTONES POR LA
MITAD,
PASE TODOS LOS INGREDIENTES POR UN
EXPRIMIDOR.

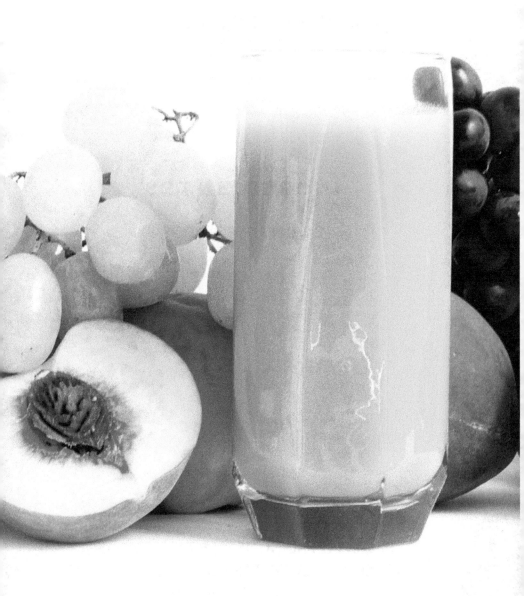

MANGO MANZANA ZUMO

Tiempo de preparación: 5 min   **Tiempo de cocción:** 0 min **Porciones: 3-4**

INGREDIENTES

2 MANGOS PELADOS

2 MANZANAS
PELADAS

INSTRUCCIONES

PELAR LOS MANGOS Y LAS MANZANAS.
PASE TODAS LAS FRUTAS POR UN EXPRIMIDOR.
¡SERVIR Y DISFRUTAR!

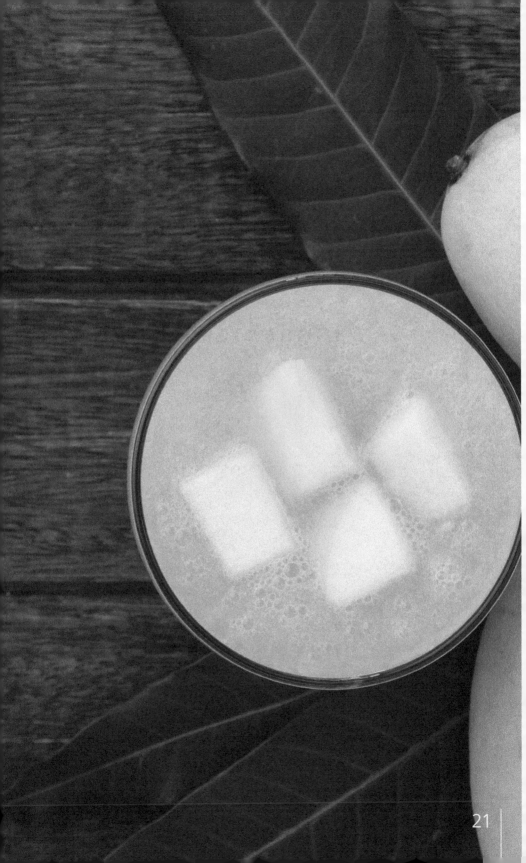

ZUMO DE FRESAS Y PLÁTANO

Tiempo de preparación: 5 min   **Tiempo de cocción:** 0 min   **Porciones: 1**

INGREDIENTES

5 FRESAS

1 PLÁTANO

1/2 TAZA DE AGUA

INSTRUCCIONES

PASAR LAS FRUTAS POR UN EXPRIMIDOR.
VERTER EL ZUMO EN VASOS Y
¡SERVIR INMEDIATAMENTE!

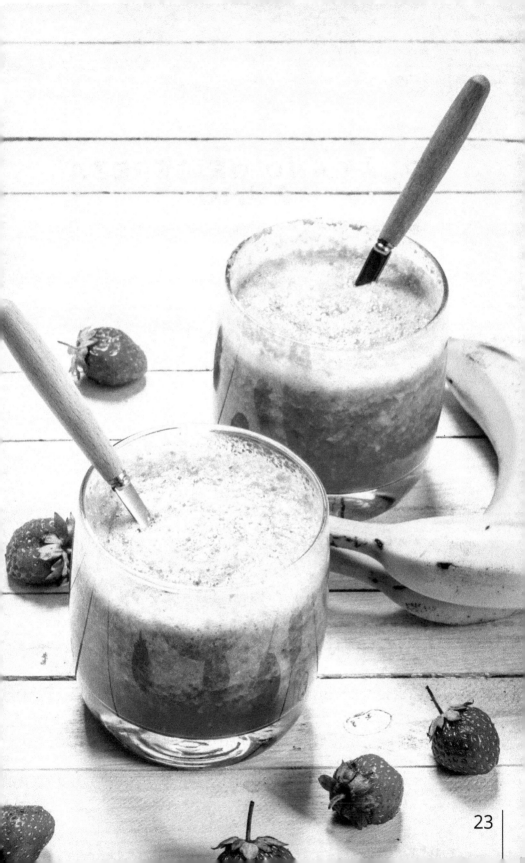

PLÁTANO DE CEREZA ZUMO

Tiempo de preparación: 5 min   **Tiempo de cocción:** 0 min   **Porciones: 1**

INGREDIENTES

10 cerezas

1 PLÁTANO

1/3 de taza de agua

INSTRUCCIONES

Pase las frutas y el agua por un exprimidor.

¡BEBE INMEDIATAMENTE!

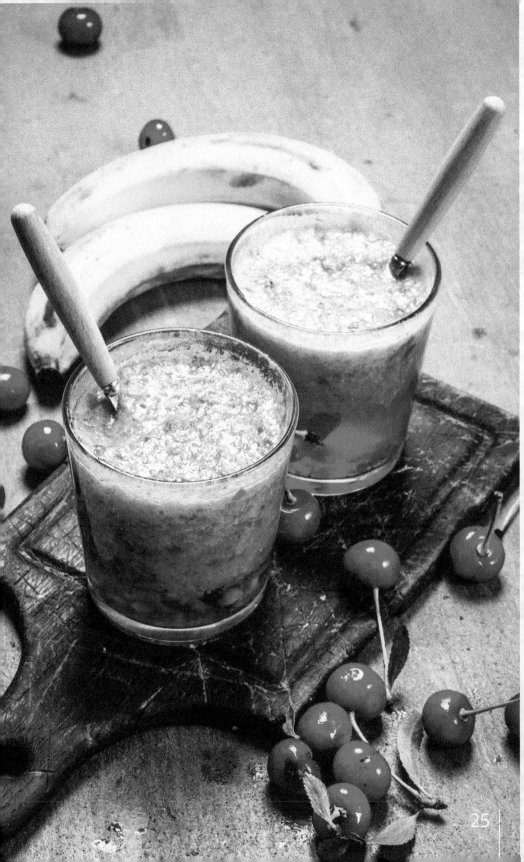

DULCE ZUMO

Tiempo de preparación: 5 min   **Tiempo de cocción:** 0 min   **Porciones: 2**

INGREDIENTES

10 ARÁNDANOS

2 PLÁTANOS

10 GROSELLAS ROJAS

1/4 DE LIMÓN

1/4 DE TAZA DE AGUA

INSTRUCCIONES

LAVAR TODAS LAS FRUTAS.
PASAR LOS INGREDIENTES POR UN
EXPRIMIDOR.

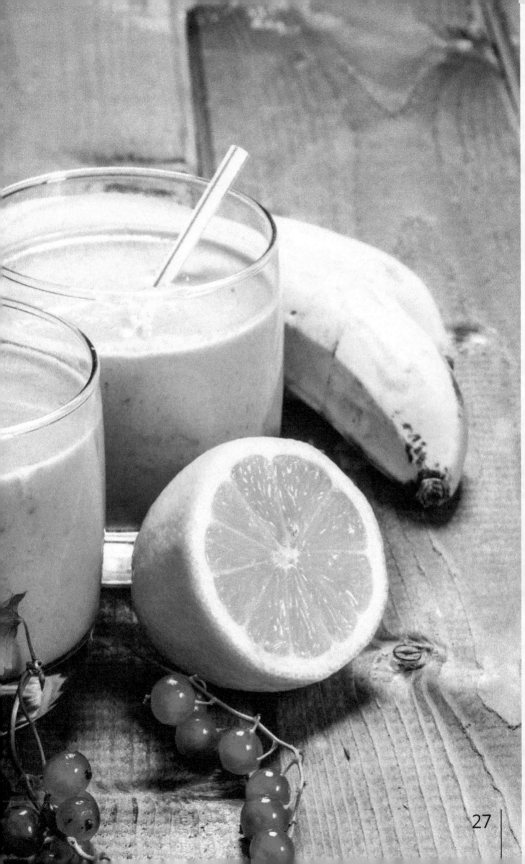

SANDÍA ZUMO

Tiempo de preparación: 5 min **Tiempo de cocción:** 0 min. **Porciones: 1**

INGREDIENTES

3 REBANADA DE SANDÍA,
CORTADA EN CUBOS

5 HOJAS DE MENTA

INSTRUCCIONES

LAVAR LAS HOJAS DE MENTA.
PASE TODOS LOS INGREDIENTES POR UN
EXPRIMIDOR.
VIERTA EL ZUMO EN UN VASO Y DISFRUTE.

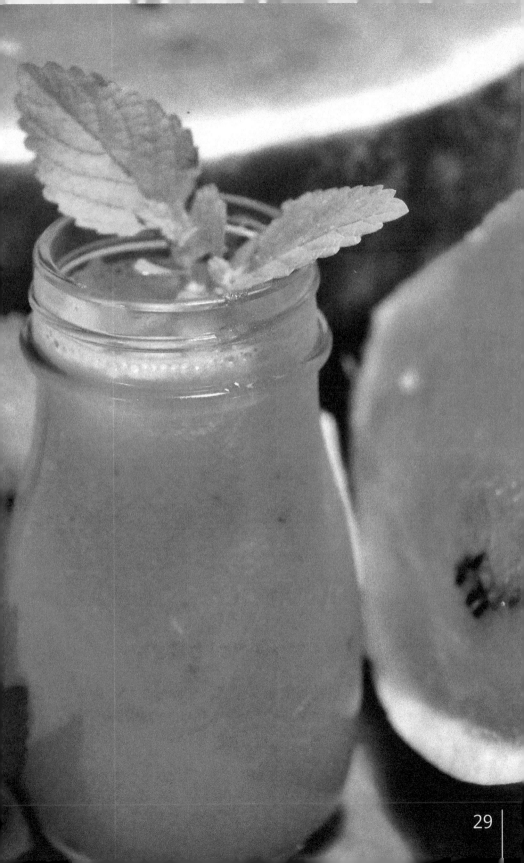

MANGO MANZANA ZUMO

Tiempo de preparación: 5 min   **Tiempo de cocción:** 0 min   **Porciones: 1**

INGREDIENTES

2 MANGOS PELADOS

2 MANZANAS
PELADAS

INSTRUCCIONES

PELAR LOS MANGOS Y LAS MANZANAS.
PASE TODAS LAS FRUTAS POR UN EXPRIMIDOR.
¡SERVIR Y DISFRUTAR!

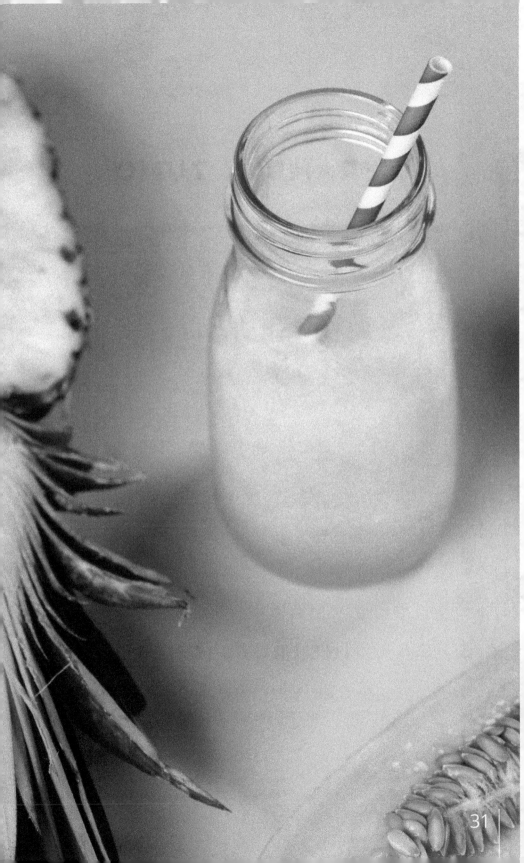

FRAMBUY ZUMO

Tiempo de preparación: 5 min   **Tiempo de cocción:** 0 min   **Porciones: 1**

INGREDIENTES

1 NARANJA

4 ONZAS DE FRAMBUESAS

1/3 DE TAZA DE AGUA

INSTRUCCIONES

MEZCLAR TODO Y SERVIR CON CUBITOS DE HIELO.
¡BEBE INMEDIATAMENTE!

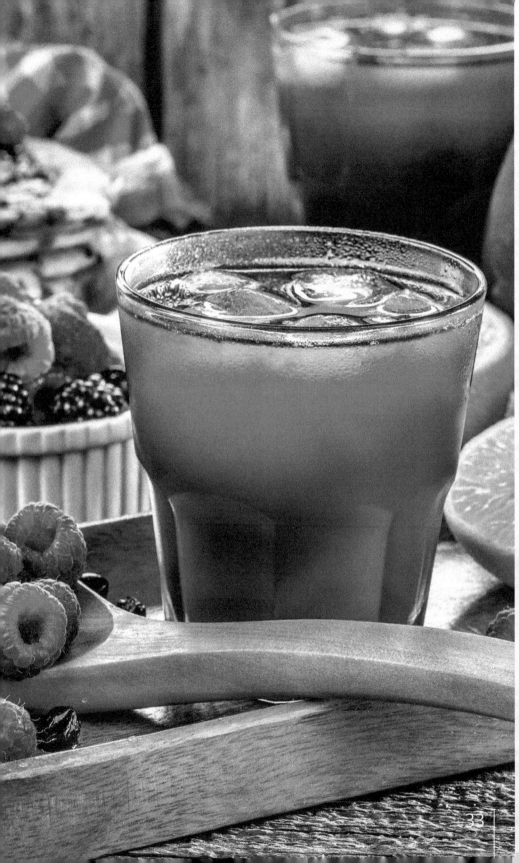

SANDÍA
ZUMO DE FRESA

Tiempo de preparación: 5 min   **Tiempo de cocción:** 0 min   **Porciones: 2**

INGREDIENTES

1 REBANADA DE SANDÍA
CORTADA EN CUBOS

4 ONZAS DE FRAMBUESAS

2 ONZAS DE ARÁNDANOS

4 ONZAS DE FRESAS

9,5 OZ DE UVAS BLANCAS

INSTRUCCIONES

PASE TODOS LOS INGREDIENTES POR UN
EXPRIMIDOR.
VIERTA EL ZUMO EN UN VASO Y DISFRUTE.

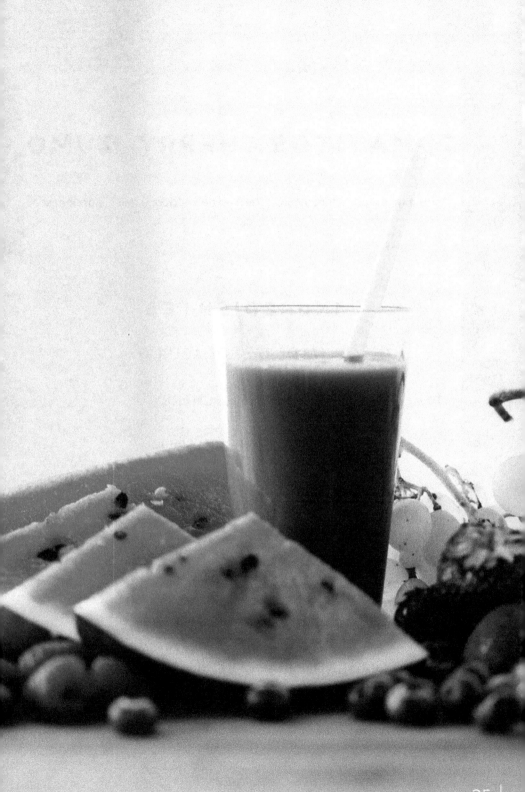

TOMATITOS CHERRY ZUMO

Tiempo de preparación: 5 min   **Tiempo de cocción:** 0 min   **Porciones: 2**

INGREDIENTES

1/2 DE TAZA DE AGUA

10 TOMATITOS CHERRY

1 LANCE DE BRÓCOLI

INSTRUCCIONES

EN UNA BATIDORA COMBINAR TODOS LOS INGREDIENTES Y PROCESAR HASTA QUE ESTÉ CREMOSO. ¡SERVIR Y DISFRUTAR!

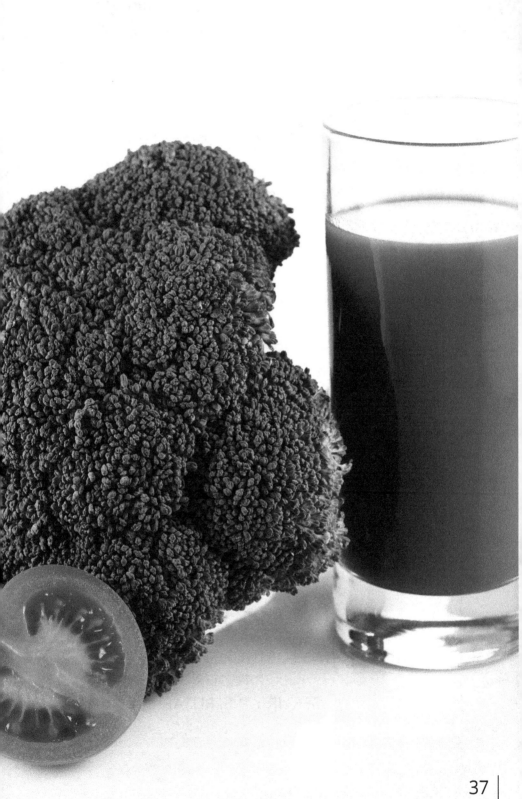

CALABAZA ZUMO

Tiempo de preparación: 5 min   **Tiempo de cocción:** 0 min   **Porciones: 2**

INGREDIENTES

2 REBANADAS DE CALABAZA

2 MANZANA

1/4 DE CUCHARADITA DE
CANELA

1 ZANAHORIA

1/3 DE TAZA DE AGUA

INSTRUCCIONES

PASE TODOS LOS INGREDIENTES POR UN
EXPRIMIDOR.
¡SERVIR Y DISFRUTAR!

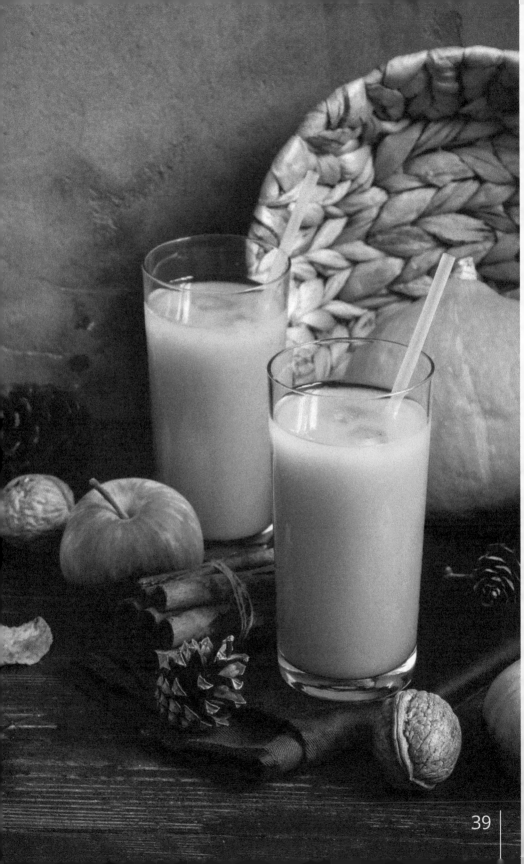

TOMATE DE ZANAHORIA ZUMO DE MANZANA

Tiempo de preparación: 5 min   **Tiempo de cocción:** 0 min   **Porciones: 2**

INGREDIENTES

4 CARROTAS

2 MANZANA

4 HOJAS DE MENTA

1 TOMATE

1/3 DE TAZA DE AGUA

INSTRUCCIONES

PASE TODOS LOS INGREDIENTES POR UN
EXPRIMIDOR.
¡VERTER EN UN VASO Y BEBER
INMEDIATAMENTE!

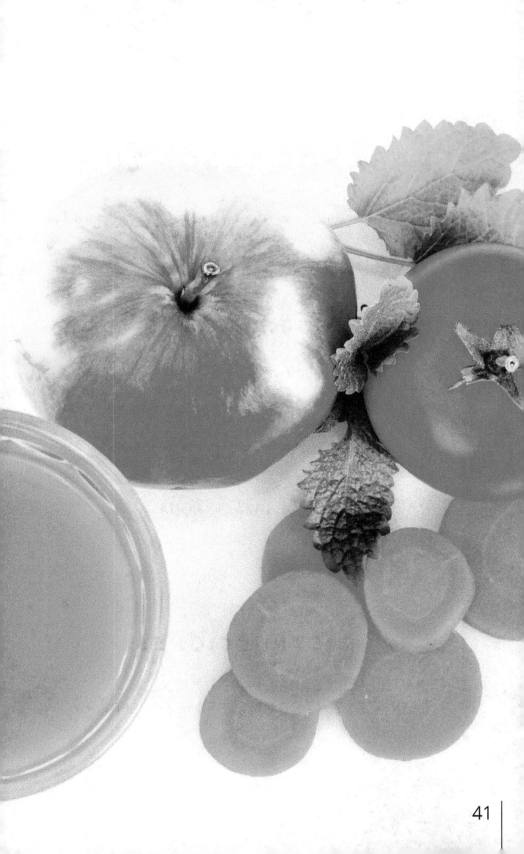

RÁBANOS ROJOS ZUMO

Tiempo de preparación: 5 min   **Tiempo de cocción:** 0 min   **Porciones: 1**

INGREDIENTES

2 RÁBANOS ROJOS

1 TOMATE GRANDE

1 ZANAHORIA

1/3 DE TAZA DE AGUA

INSTRUCCIONES

LAVAR LA VERDURAS. PASE TODOS LOS INGREDIENTES POR UN EXPRIMIDOR.¡SERVIR Y DISFRUTAR!

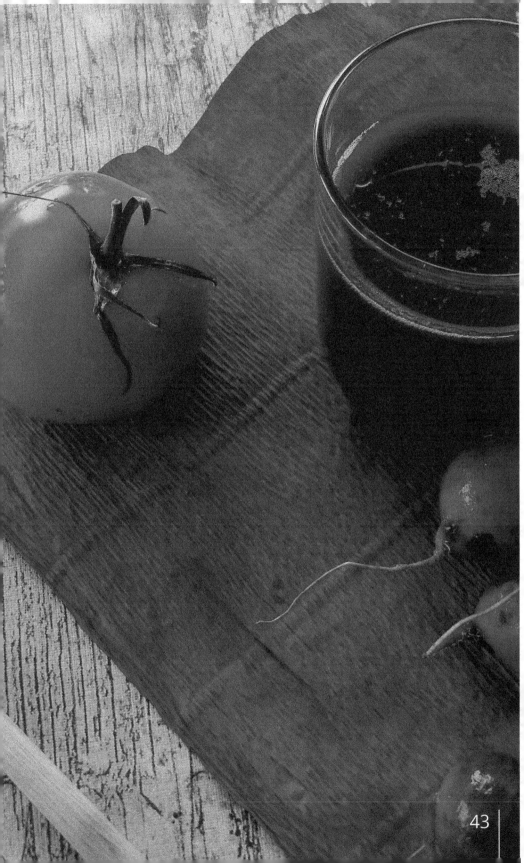

LIMA ZANAHORIAS LETTUCE JUICE

Tiempo de preparación: 5 min   **Tiempo de cocción:** 0 min   **Porciones: 1**

INGREDIENTES

2 ZANAHORIAS

1 LIMA

1 TAZA DE LECHUGA

1/3 DE TAZA DE AGUA

INSTRUCCIONES

EN UN EXPRIMIDOR PROCESAR TODOS LOS INGREDIENTES.¡DISFRUTA!

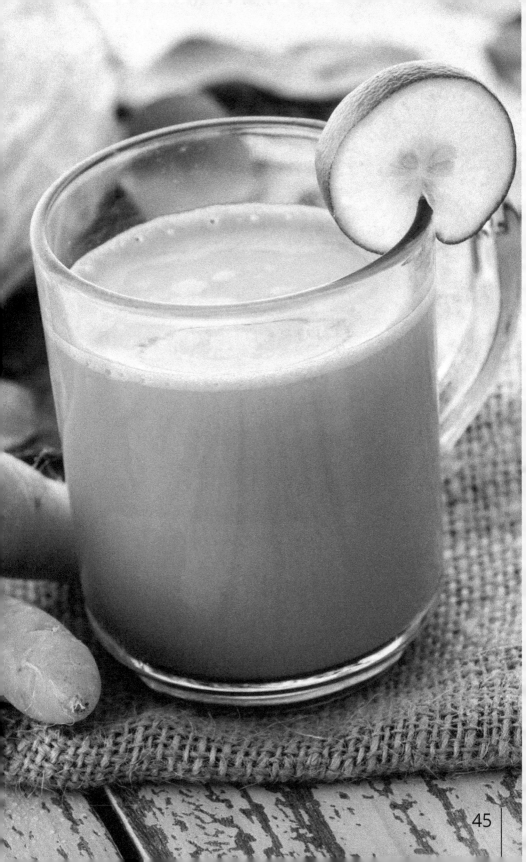

ZUMO DE FRUTAS SILVESTRES

Tiempo de preparación: 5 min   **Tiempo de cocción:** 0 min   **Porciones: 2**

INGREDIENTES

2 TAZAS DE AGUA

10 MORAS

10 RAYAS

1/2 LIBRA DE
GROSELLAS ROJAS

INSTRUCCIONES

LAVAR TODAS LAS BAYAS.
PASE TODOS LOS INGREDIENTES POR UN
EXPRIMIDOR.
¡BEBE INMEDIATAMENTE!

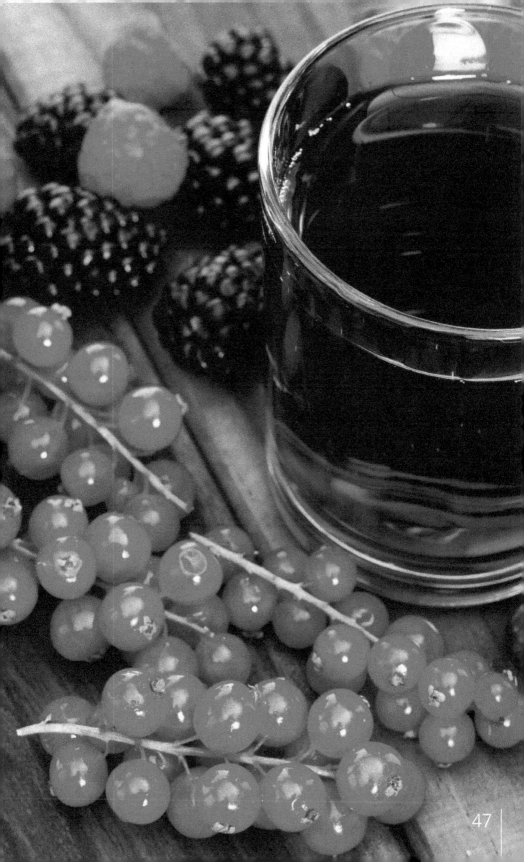

APIO- ANARANJADO ZUMO

Tiempo de preparación: 5 min   **Tiempo de cocción:** 0 min   **Porciones: 2**

INGREDIENTES

1 TAZA DE AGUA

2 ZANAHORIAS

2 TALLOS DE APIO

INSTRUCCIONES

PASE TODOS LOS INGREDIENTES POR UN
EXPRIMIDOR.
¡BEBE INMEDIATAMENTE!

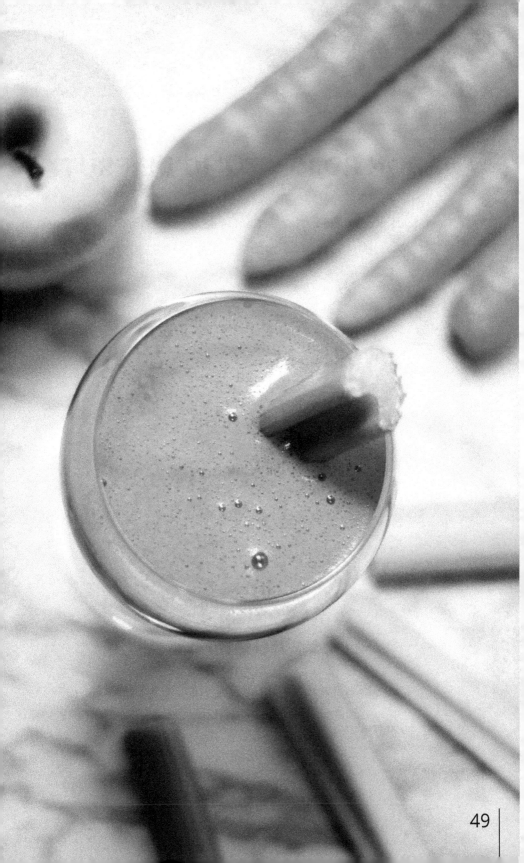

JABÓN ROJO - ZUMO DE FRUTAS

Tiempo de preparación: 5 min   **Tiempo de cocción:** 0 min   **Porciones: 2**

INGREDIENTES

1/2 COL ROJA

1 ZANAHORIA

1 TAZA DE AGUA

1 MANZANA

1 NARANJA

INSTRUCCIONES

PASE TODOS LOS INGREDIENTES POR UN EXPRIMIDOR.
REMOVER ANTES DE SERVIR Y BEBER INMEDIATAMENTE!

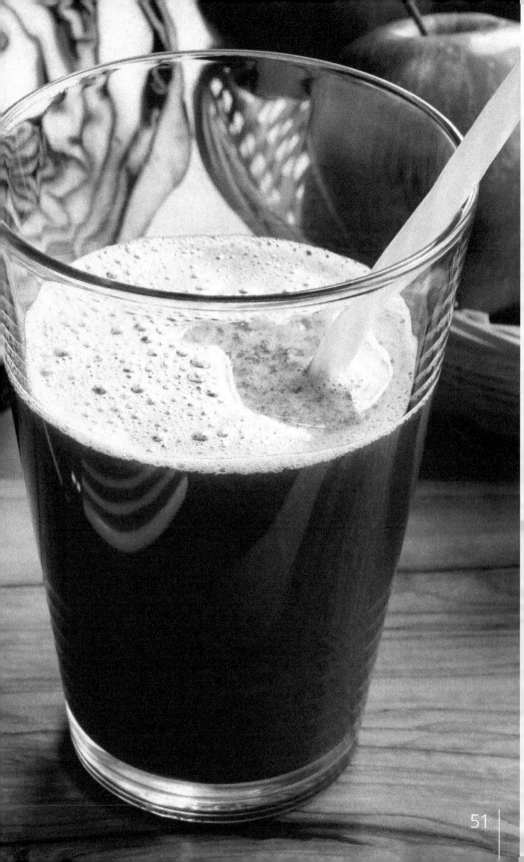

ZUMO DE LIMA Y POMELOS

Tiempo de preparación: 5 min   **Tiempo de cocción:** 0 min   **Porciones: 1**

INGREDIENTES

2 POMELOS

1 LIMA

1 NARANJA

1/4 DE TAZA DE AGUA

INSTRUCCIONES

EN UN EXPRIMIDOR PROCESAR TODOS
LOS INGREDIENTES.
¡DISFRUTA!

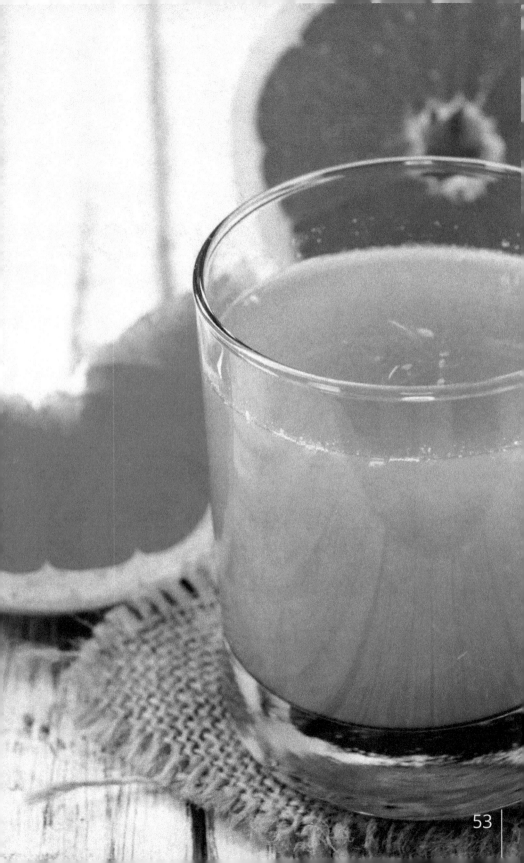

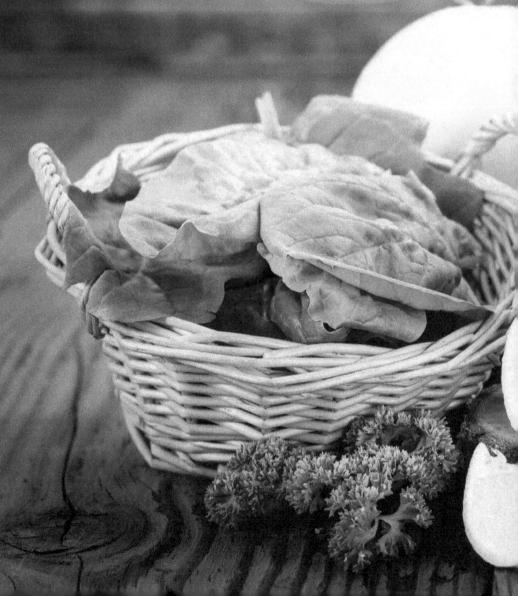

Zumos Verdes

KIWI ZUMO

Tiempo de preparación: 5 min   **Tiempo de cocción:** 0 min   **Porciones: 1**

INGREDIENTES

3 KIWI PELADOS

1 MANZANA

1/4 DE TAZA DE AGUA

INSTRUCCIONES

PASE TODOS LOS INGREDIENTES POR UN
EXPRIMIDOR.
REMOVER ANTES DE SERVIR Y BEBER
INMEDIATAMENTE

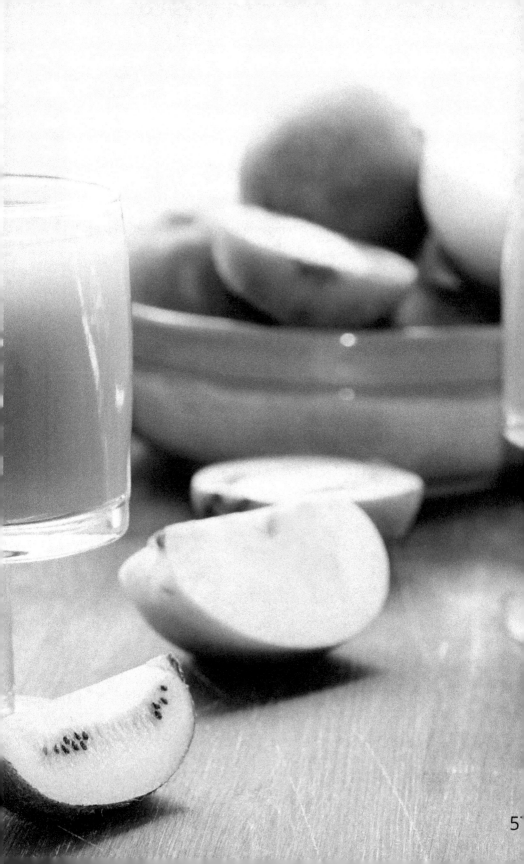

ALBAHACA LIMA ZUMO

Tiempo de preparación: 5 min   **Tiempo de cocción:** 0 min   **Porciones: 1**

INGREDIENTES

10 HOJAS DE ALBAHACA

1 LIMA

1 NARANJA

INSTRUCCIONES

PASE TODOS LOS INGREDIENTES POR UN
EXPRIMIDOR.
¡SERVIR Y DISFRUTAR!

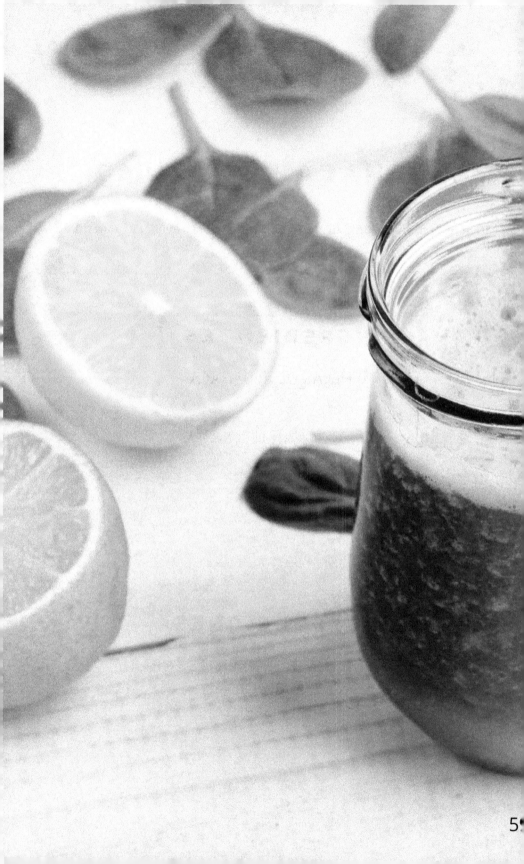

PEPINO ALBAHACA ZUMO

Tiempo de preparación: 5 min   **Tiempo de cocción:** 0 min   **Porciones: 1**

INGREDIENTES

10 HOJAS DE
ALBAHACA

1 PEPINO EN
RODAJAS

1/4 DE TAZA DE AGUA

INSTRUCCIONES

VERTER EL ZUMO EN VASOS Y
¡SERVIR INMEDIATAMENTE!

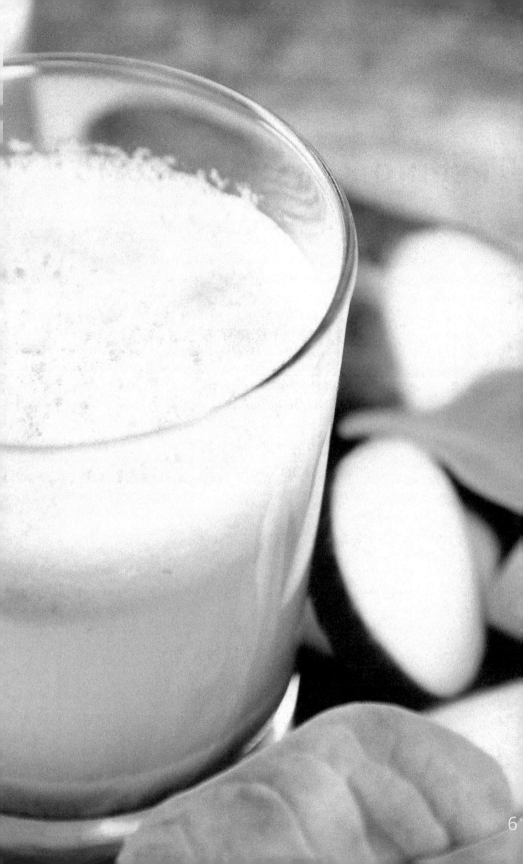

AGUACATE PLÁTANO ZUMO

Tiempo de preparación: 5 min   **Tiempo de cocción:** 0 min   **Porciones: 1**

INGREDIENTES

1/2 AGUACATE
PELADO

1 PLÁTANO
EN CUADRITOS

5 HOJAS DE
ALBAHACA

1 TAZA DE AGUA

INSTRUCCIONES

PASE TODOS LOS INGREDIENTES POR UN
EXPRIMIDOR.
¡BEBE INMEDIATAMENTE!

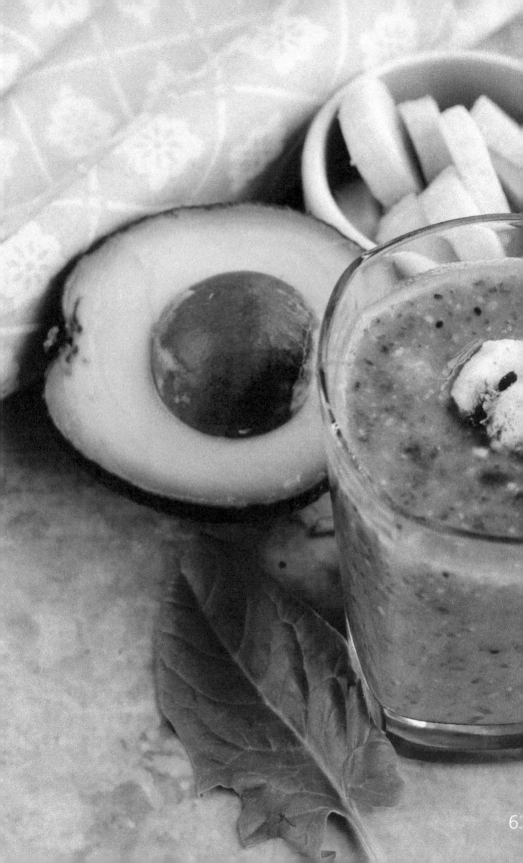

BRÓCOLI ZUMO

Tiempo de preparación: 5 min   **Tiempo de cocción:** 0 min   **Porciones: 1**

INGREDIENTES

1 LANCE DE BRÓCOLI

1 NARANJA

1/4 DE TAZA DE AGUA

INSTRUCCIONES

PASE TODOS LOS INGREDIENTES POR UN
EXPRIMIDOR.
¡BEBE INMEDIATAMENTE!

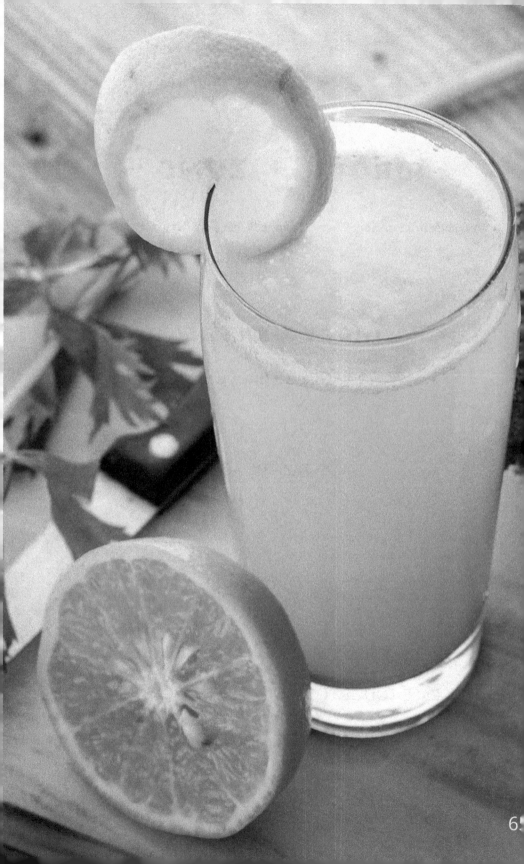

APARATOS DE MANZANA ZUMO

Preparation: 5 min   **Cooking:** 0 min   **Serves: 1**

INGREDIENTES

2 MANZANAS

2 TALLOS DE APIO

1 PULGADA DE RAÍZ
DE JENGIBRE

INSTRUCCIONES

Pase todos los ingredientes por un exprimidor.
SERVIR INMEDIATAMENTE!

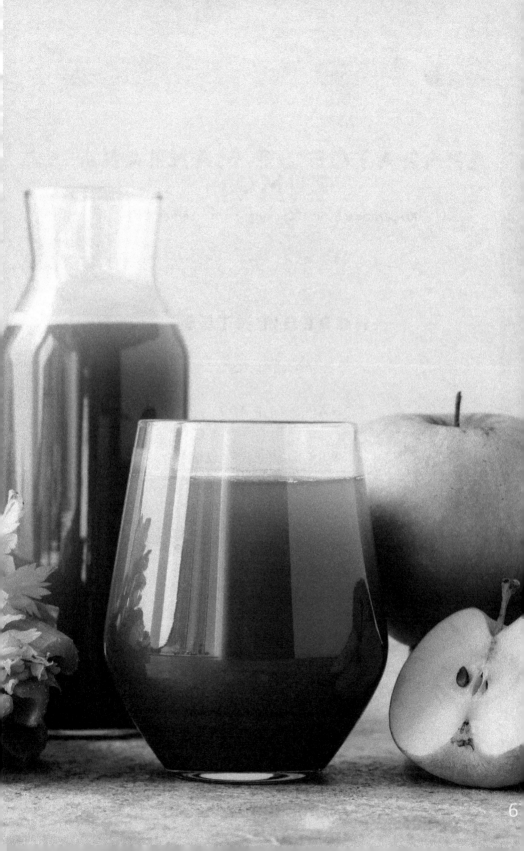

ZANAHORIA CALIZA JUGO DE LECHUGA

Tiempo de preparación: 5 min   **Tiempo de cocción:** 0 min   **Porciones: 1**

INGREDIENTES

2 ZANAHORIAS

1 LIMA

1 TAZA DE LECHUGA

1/2 TAZA DE AGUA

INSTRUCCIONES

PASE TODOS LOS INGREDIENTES POR UN EXPRIMIDOR.
¡BEBE INMEDIATAMENTE!

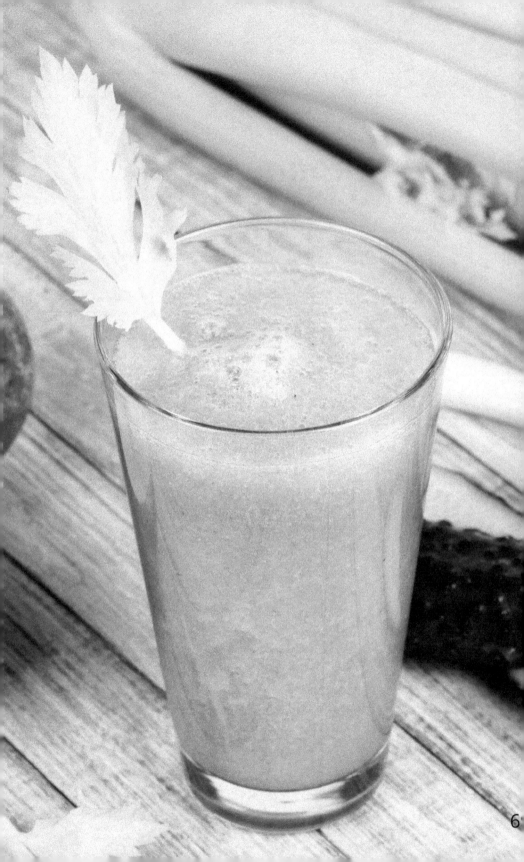

BRÓCOLI PEREJIL ZUMO

Tiempo de preparación: 5 min   **Tiempo de cocción:** 0 min   **Porciones: 1**

INGREDIENTES

UN PUÑADO DE PEREJIL
RIZADO

1 MANZANA

1/2 LIMÓN

1/3 DE TAZA DE AGUA

1 LANCE DE BRÓCOLI

INSTRUCCIONES

Pase todos los ingredientes por un exprimidor.

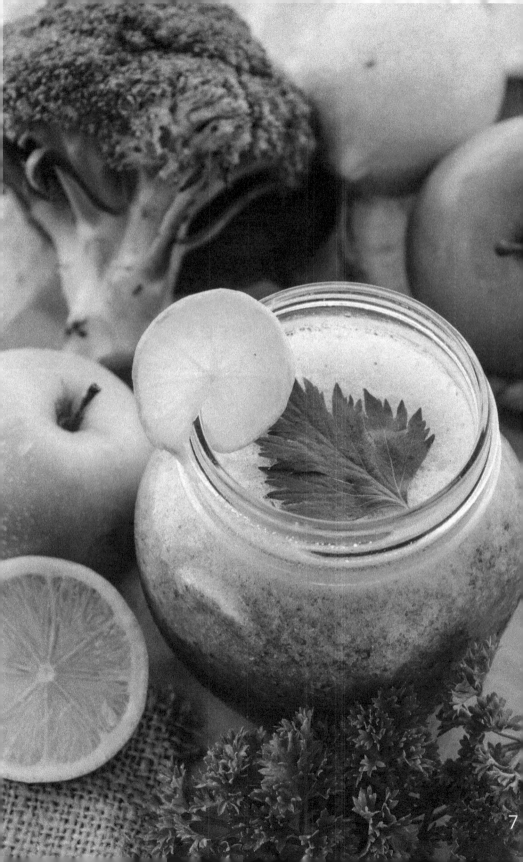

ZUMO VERDE DE LECHUGA

Tiempo de preparación: 5 min   **Tiempo de cocción:** 0 min   **Porciones: 1**

INGREDIENTES

1 PERA PELADA

1/4 DE LIMÓN

1 CABEZA DE
LECHUGA

1/4 DE TAZA DE AGUA

INSTRUCCIONES

PELAR LA PERA, LAVAR LA LECHUGA
Y CORTAR EL LIMÓN EN RODAJAS.
PASE TODOS LOS INGREDIENTES POR UN
EXPRIMIDOR.
¡SERVIR Y DISFRUTAR!

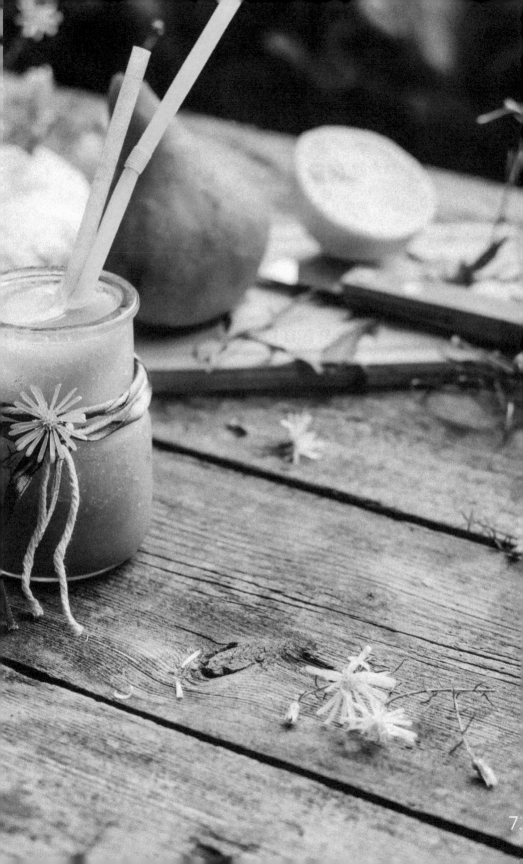

CALABAZA FRUTAL ZUMO

Tiempo de preparación: 5 min   **Tiempo de cocción:** 0 min   **Porciones: 2**

INGREDIENTES

1 PLÁTANO

2 NARANJAS

1 TAZA DE BERZA

1/4 DE TAZA DE AGUA

INSTRUCCIONES

PASE TODOS LOS INGREDIENTES POR UN EXPRIMIDOR.
RECOGER EL ZUMO EN UN RECIPIENTE Y SERVIR.

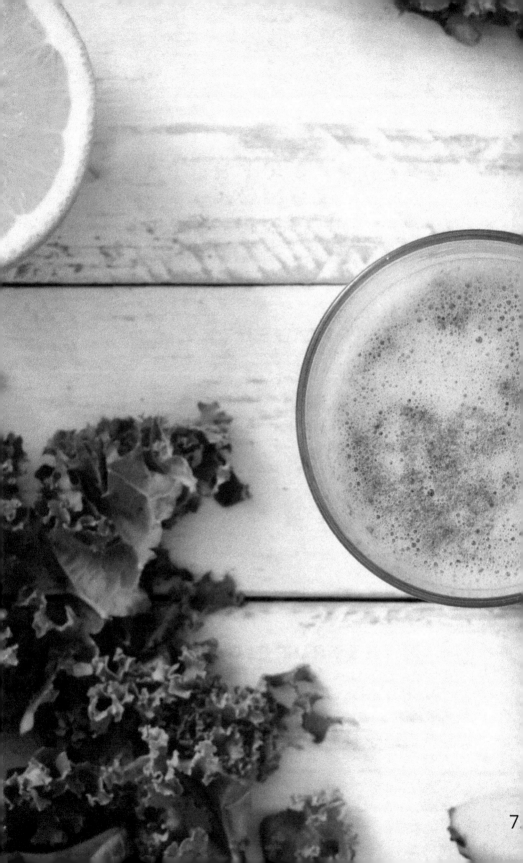

ZUMO VERDE DE ESPINACAS

Tiempo de preparación: 5 min   **Tiempo de cocción:** 0 min   **Porciones: 1**

INGREDIENTES

2 ZANAHORIAS

1 NARANJA

1 TAZA DE HOJAS DE
ESPINACAS

1/4 DE TAZA DE AGUA

INSTRUCCIONES

EN UN EXPRIMIDOR PROCESAR TODOS LOS
INGREDIENTES.
¡SERVIR Y DISFRUTAR!

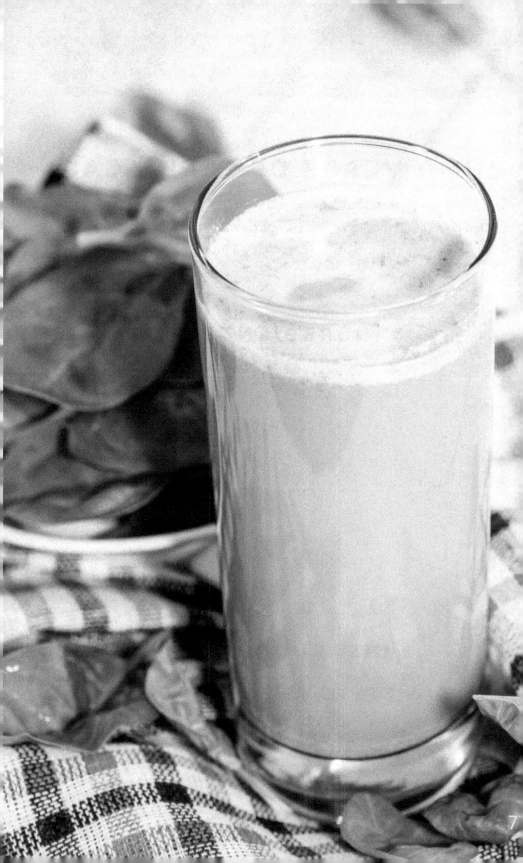

PEPINOS BERZA ZUMO

Tiempo de preparación: 5 min   **Tiempo de cocción:** 0 min   **Porciones: 1**

INGREDIENTES

1 TAZA DE BERZA

1 NARANJA

2 PEPINOS

1/2 LIMÓN

1/4 DE TAZA DE AGUA

INSTRUCCIONES

EN UN EXPRIMIDOR PROCESAR TODOS LOS
INGREDIENTES.
¡SERVIR Y DISFRUTAR!

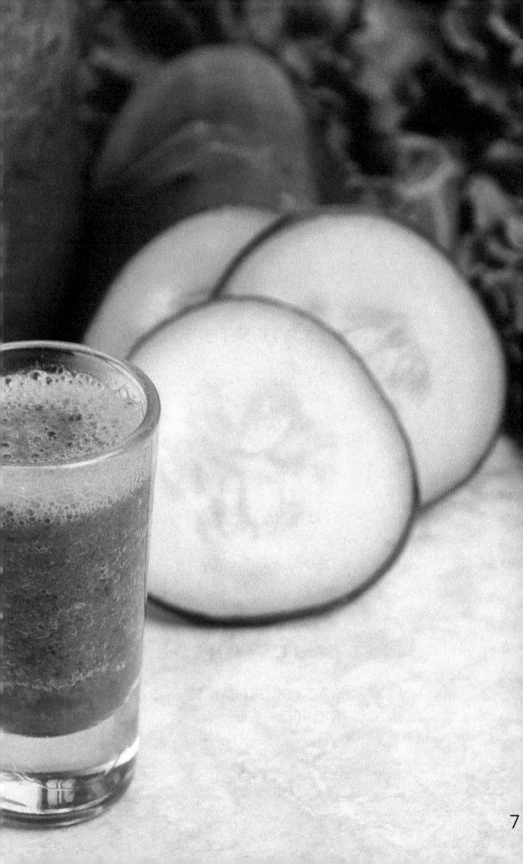

JENGIBRE APIO ZUMO

Tiempo de preparación: 5 min   **Tiempo de cocción:** 0 min   **Porciones: 1**

INGREDIENTES

1 TAZA DE AGUA

2 TALLOS DE APIO

2 PULGADAS DE RAÍZ
DE JENGIBRE

INSTRUCCIONES

PASE TODOS LOS INGREDIENTES POR UN
EXPRIMIDOR.
¡BEBE INMEDIATAMENTE!

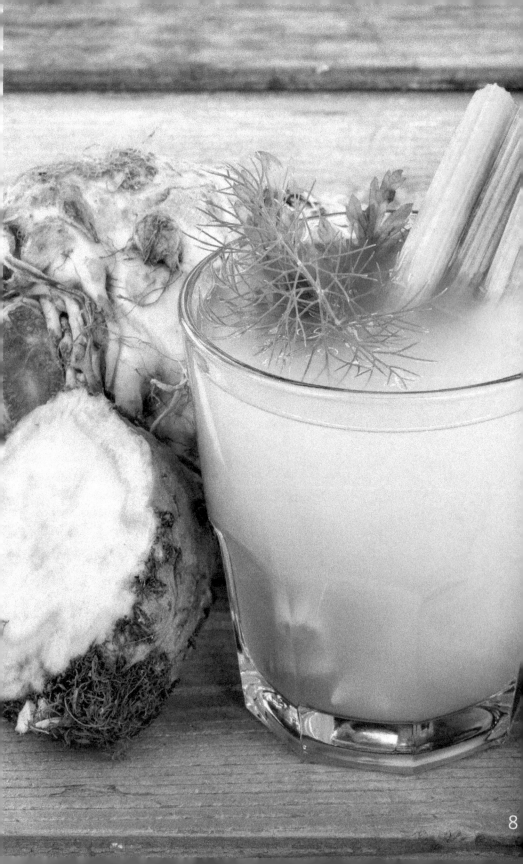

HINOJO PERA ZUMO

Tiempo de preparación: 5 min   **Tiempo de cocción:** 0 min   **Porciones: 1**

INGREDIENTES

1 HINOJO

1 PERA

1 TAZA DE AGUA

INSTRUCCIONES

PASE TODOS LOS INGREDIENTES POR UN
EXPRIMIDOR.
PROCESAR Y ¡SERVIR INMEDIATAMENTE!

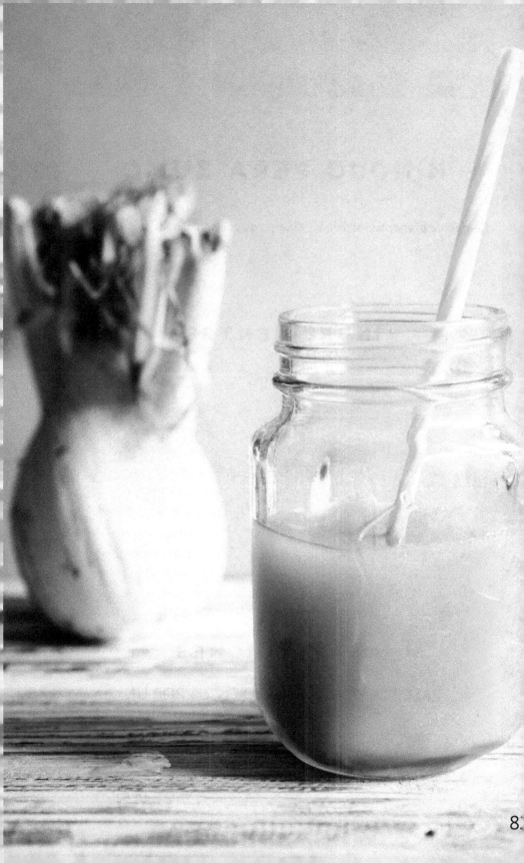

COL ZUMO

Tiempo de preparación: 5 min   **Tiempo de cocción:** 0 min   **Porciones: 1**

INGREDIENTES

1/4 COL

1 LIMA

1 TAZA DE AGUA

INSTRUCCIONES

PASE TODOS LOS INGREDIENTES POR UN
EXPRIMIDOR.
¡BEBE INMEDIATAMENTE!

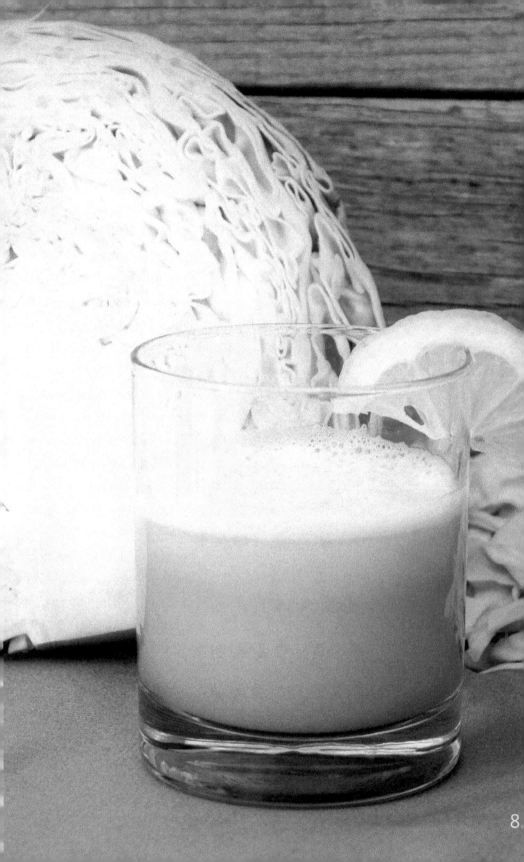

MANZANA ZUCCHINI ZUMO

Tiempo de preparación: 5 min   **Tiempo de cocción:** 0 min   **Porciones: 2**

INGREDIENTES

3 CORTES

1/2 TAZA DE AGUA

1 MANZANA

INSTRUCCIONES

PASE TODOS LOS INGREDIENTES POR UN EXPRIMIDOR.
¡BEBE INMEDIATAMENTE!

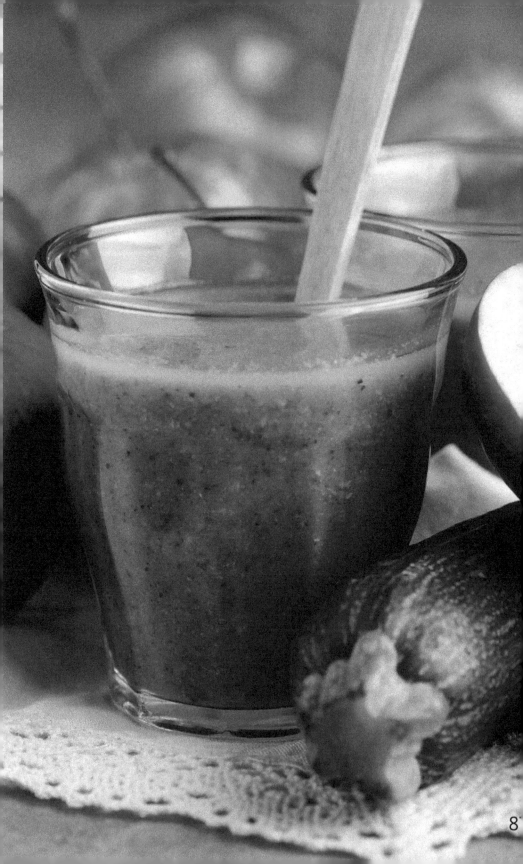

LIMA VERDE ZUMO

Tiempo de preparación: 5 min   **Tiempo de cocción:** 0 min   **Porciones: 2**

INGREDIENTES

3 LIMAS

1/2 DE TAZA DE AGUA

1 PEPINO

3 HOJAS DE MENTA

INSTRUCCIONES

PASE TODOS LOS INGREDIENTES POR UN
EXPRIMIDOR.
¡BEBE INMEDIATAMENTE!

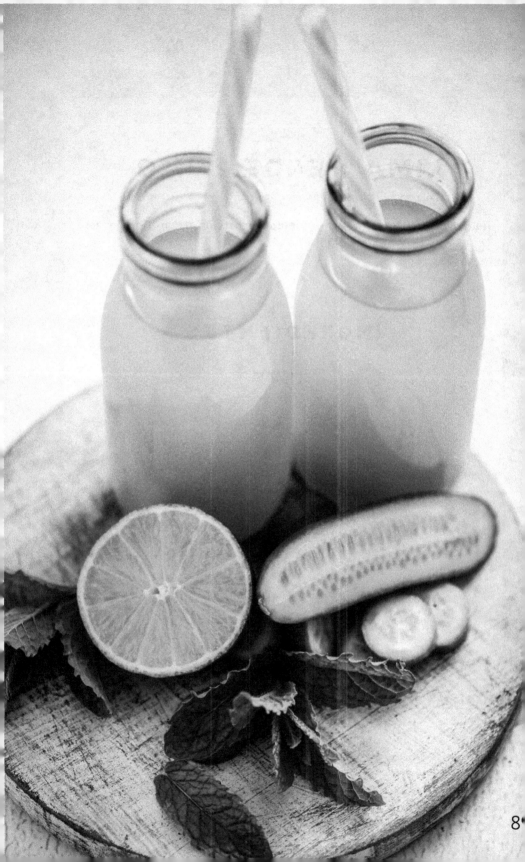

CPSIA information can be obtained
at www.ICGtesting.com
Printed in the USA
BVHW092101250621
610374BV00006B/1068

9 781803 359175